AF246260

DISSERTATION

SUR LES AVANTAGES

DE L'ALLAITEMENT MATERNEL,

Par J. M. R. PONTANIER, Médecin.

A vos soins maternels la nature confie
Ces êtres imparfaits qui commencent la vie.
SAINT-LAMBERT.

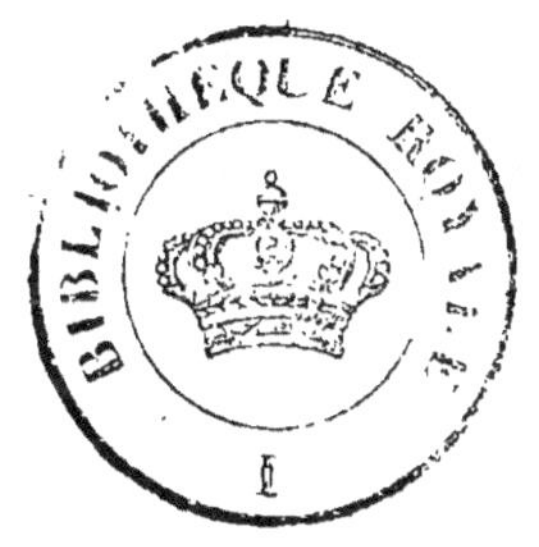

A PARIS,

DE L'IMPRIMERIE DE J. A. BROSSON.

AN X.

1802

A

B. IMBERT DELONNES,

Docteur en Médecine et en Chirurgie, Officier de Santé supérieur des Armées, et Membre du Conseil de Santé près le Ministre de la Guerre, Chirurgien en chef de la Succursale des Invalides d'Avignon,

Comme un foible gage de la reconnoissance et de l'attachement respectueux que je lui ai voué.

J.-M.-R. Pontanier.

DISSERTATION

SUR LES AVANTAGES

DE L'ALLAITEMENT MATERNEL.

SECTION PREMIÈRE.

Les femmes, dont les qualités physiques et morales font le bonheur de la société chez tous les peuples de la terre, n'ont pas été seulement perfectionnées par la nature pour ce seul et unique but, mais aussi pour donner naissance à l'homme, et le nourrir de leur lait pendant les premiers mois de sa frêle existence. Combien, sous ce triple rapport, n'ont-elles pas de droits à la reconnoissance sociale, et combien ne seroient-elles pas à plaindre, si le plaisir d'être mères ne l'emportoit pas sur les maux qu'elles éprouvent pour le devenir !

Environ vers l'âge de quatorze ans, où la nature a presque achevé son ouvrage pour l'accroissement et pour la beauté des formes, la femme va éprouver cette révolution physique, que nous appelons époque de la puberté.

C'est alors qu'elle sent des pesanteurs dans les régions des lombes, des douleurs dans les cuisses, des lassitudes spontanées de tout le corps, et qu'elle ressent une dépravation dans l'appétit.

En éprouvant tous ces symptômes, elle s'aperçoit que toutes ses sensations intellectuelles se développent, et succèdent aux sensations et aux imaginations puériles de l'âge qu'elle quitte : ce n'est pas sans moins de surprise qu'elle voit ses mamelles prendre de l'amplitude, et un flux de sang s'écouler par ses parties génitales.

C'est à ce changement physique et moral, et à cet écoulement menstruel, qu'elle doit la disparition des symptômes dont nous avons parlé, et l'avantage d'être apte à la reproduction. La femme est donc, à cette époque, sujette à un flux sanguin périodique, jusqu'à ce que la matrice reçoive le dépôt de la conception, ou qu'une cause accidentelle y mette obstacle ; ce qui la met en proie à une infinité de maux dont nous ne parlerons point ici.

La cause des menstrues est un point de physiologie, qui n'est pas plus avancé que tant d'autres, sur lesquels il nous reste beaucoup à désirer. Les auteurs ont, de tous les temps, assez raisonné sur cette cause première ; chacun a voulu l'expliquer à sa manière, et aucun n'a rempli encore le but. Car ni la circulation particulière qui se fait dans la matrice, ni la situation de ce viscère, ni encore moins la rupture de ses vaisseaux ne sont assez satisfaisans pour en déterminer le vrai principe. Il est beaucoup plus sage de s'arrêter aux phénomènes que nous présente la menstruation, dont nous ne connoissons pas moins les résultats, quoique les causes premières nous soient si cachées.

L'inspection anatomique des femmes mortes dans le temps de leurs règles, nous offre la matrice gorgée de sang, que l'on peut, en exprimant ses parois, faire sortir par les exhalans qui aboutissent dans ce viscère; ce qui semble démontrer que le sang passe des vaisseaux artériels dans les exhalans, et de ces derniers dans l'utérus, pour en sortir par le flux menstruel, à des époques déterminées. Ce passage s'opère par l'action des exhalans, dont la vitalité se met en rapport avec le sang qu'ils reçoivent à cette époque, tandis que, hors de ce temps, ils ne l'admettent pas. Pourquoi les vaisseaux exhalans de la matrice reçoivent-ils le sang pendant la menstruation, et pourquoi après cette période le refusent-ils ? C'est ce pourquoi que nous ne chercherons pas à expliquer, comme nous l'avons dit plus haut.

A l'instant de la conception, les menstrues cessent, et le sang qui, hors de cet état, s'échappoit au dehors, est arrêté dans les parois de la matrice, pour servir à son développement, ainsi qu'à la nourriture du fœtus qu'elle renferme. Ce dernier prend sa nourriture du sang, qui auparavant étoit superflu à la mère, et rejeté au dehors par le flux périodique. Cela s'opère au moyen du cordon ombilical. D'après cela, il est facile de concevoir que, si les menstrues arrivent à une femme enceinte, le fœtus doit s'en trouver nécessairement lésé, à moins qu'il n'y ait une pléthore manifeste (1). Nous n'entreprendrons pas de prouver si c'est là son unique moyen de nutrition, ou s'il peut prendre un peu de nourriture par d'autres voies ; si le sang est versé de la mère au fœtus, tel qu'il est dans les artères de la matrice, ou s'il ne laisse échapper que sa partie séreuse, comme quelques-uns l'ont pensé.

SECTION II.

La nature prévoyante ne se borne pas à nourrir l'enfant pendant qu'il est renfermé dans la matrice, mais elle dispose les mamelles pour qu'à l'époque de l'accouchement, elles fournissent le lait, ce doux présent qu'elle destine au nourrisson comme l'aliment le plus approprié à sa structure, et le plus convenable à sa nature : trop heureux, si la mère ne le lui refuse pas, pour le livrer à une nourrice mercenaire ! Aussitôt après l'accouchement, la matrice ne se trouvant plus distendue par la présence du fœtus, se resserre ainsi que tous les vaisseaux

---

(1) *Si mulieri in utero gerenti purgationes prodeant, fœtum sanum esse impossibile.* HIPP., Aph. 60, sect. V.

contenus dans son épaisseur : de ce resserrement résulte l'expression des sucs qu'ils contiennent, et qui constituent les lochies.

A mesure que le tissu de la matrice se resserre, se dégorge, et que ce viscère revient sur lui-même et se rapproche de son état naturel, il se fait une révulsion du sang vers les mamelles. La matrice se refuse à son abord, et celui-ci qui, pendant la gestation, a alimenté le fœtus, va bientôt le nourrir dans les bras de sa mère, en se portant aux mamelles, à cause de l'orgasme particulier dont elles sont douées à cette époque.

Le sang reflue alors vers les mamelles, soit au moyen des anastomoses des artères épigastriques et mammaires internes : ce qui cependant ne paroît pas être la seule cause ; car l'anatomie nous apprend que très-souvent ces anastomoses n'existent pas, soit par le système capillaire dont les rapports sont infinis, ou, comme l'a dit le professeur Fourcroy, par un système des vaisseaux, qui a jusqu'ici échappé aux anatomistes. Quel que soit le [moyen par lequel ce rapport a lieu, il n'est pas moins vrai que les mamelles sont abreuvées, après l'accouchement, d'une plus grande quantité de fluides, qui servent à la sécrétion du lait. La preuve que ces fluides viennent, si non tous, au moins une grande partie, de la matrice, c'est qu'en général les règles ne paroissent point pendant que la femme nourrit. La tuméfaction douloureuse, la tension des mamelles, et un mouvement fébrile qui se manifeste peu de jours après l'accouchement, avertissent la femme de l'abord de ces fluides : mais bientôt la douleur diminue, le relâchement succède au spasme, et le lait prêt à couler, n'attend plus que la titillation de la bouche de l'enfant, lequel, par une douce compression qui n'est pas sans volupté pour la mère, force le mamelon à lui céder l'aliment qu'il tient en dépôt. La première sécrétion du lait est toujours un peu douloureuse pour la mère ; il semble que, dans cet état douloureux, les mamelles ne peuvent sécréter qu'un lait mal élaboré : c'est ce qui arrive aussi, puisque ce premier lait, que les accoucheurs appellent *colostrum*, est très-fluide, jaunâtre, séreux et un peu apéritif : aussi voyons-nous qu'il purge les enfans nouveaux-nés ; ce qui a fait dire que l'âcreté de ce premier lait avoit été prévue par la sagesse de la nature, qui ne l'avoit rendu tel que pour purger l'enfant, quoique cependant on observe que ceux des enfans qui ne le prennent pas, sont aussi bien purgés de leur méconium que les autres. Il est facile de croire que cette purgation est plutôt l'effet de la présence du premier aliment dans l'estomac, que de ce petit lait sous le rapport purgatif (1). Enfin, après ce *colostrum*, les mamelles se remplissent

----

(1) Baudelocque, l'*Art des accouchemens*, t. 1, p. 346.

d'un lait blanc, doux, d'une consistance convenable, et très-succulent ; il reçoit dans ces organes une élaboration qui le rend plus propre à l'accroissement de l'enfant pour qui la nature l'a destiné, que pour tout autre dont la structure auroit moins d'identité avec lui. Le lait d'une nourrice aussi bien portante qu'on veuille la supposer, ne vaudra jamais autant pour l'enfant que celui de la mère, qui seroit d'ailleurs en santé. Il n'est pas douteux que l'allaitement d'une nourrice peut beaucoup influer sur l'état physique et moral de l'enfant, et ce dernier peut non-seulement prendre de sa nourrice des maladies, mais encore des inclinations et des mœurs les plus dépravées : tels on voit des enfans allaités par des chèvres ou autres animaux, en conserver des habitudes. « Un homme, d'ailleurs très-honnête, et doué d'un caractère solide, qui avoit » été nourri du lait d'une chèvre, sautoit et bondissoit quand il étoit seul (1) ». Les anciens faisoient allusion à cela, en disant que les hommes cruels et barbares avoient été nourris par une tigresse (2).

---

(1) Unzer, *Journal hebdomadaire de médecine*, tom. 1.

(2) *Nec tibi diva parens, generis nec Dardanus auctor ;*
    Perfide : sed duris genuit te cautibus horrens
    Caucasus ; Hyrcanœque admórunt ubera tigres.

                    Virg., *Æneïd.*, *lib. IV.*

SECTION III.

Le lait sécrété avec toutes les conditions nécessaires est l'aliment par excellence des nouveauxnés ; nul autre aliment ne peut mieux s'assimiler à leur structure, ni s'identifier autant à leur nature, que celui de la propre mère. Qui pourra dire que cet enfant, pour devenir ce qu'il doit être un jour, n'a pas besoin de sucer le lait de la même chair dont il est pétri, et qu'avec un lait étranger il ne pourra se développer avec autant de force, ce qui le rendra d'une foible structure, et peut-être valétudinaire toute la vie : trop heureux, s'il n'a pas sucé avec ce lait étranger le germe de quelques maladies affreuses et incurables ? Qui n'a pas vu très-souvent le nourrisson rejeter pendant quelques jours la nourrice mercenaire qu'on lui destinoit, et ne surmonter cette répugnance si naturelle que par le besoin pressant de se nourrir ? Dira-t-on que cette aversion n'est pas dictée par la nature, et qu'elle n'est pas le produit de la disconvenance des rapports qu'il y a entre le lait et l'exhalaison de la nourrice avec la structure du nourrisson ? Croyez qu'on ne le forcera pas impunément d'accepter un lait contraire à sa structure, et surtout lorsque la nature conservatrice de tous les êtres le portera à le rejeter. « On peut, dit un auteur célèbre, assi-

« miler les enfans qui sont en nourrice, à ces
« plantes qui, transplantées de leur sol natal sur
« un terrein étranger, y prennent lentement et
« foiblement racine, se dessèchent et meurent,
« ou se transforment par la grande abondance de
« sucs étrangers en une sorte de champignon (1) ».

Le lait, cet aliment si doux, si salutaire pour les
enfans, devient le germe d'une foule de maux
pour les femmes, lorsque, par des motifs que rien
ne peut excuser, elles se refusent d'allaiter; les
unes, pour ne point troubler leur repos; les autres,
pour se livrer à des occupations journalières; et les
autres, pour conserver la fraîcheur de leur sein.
Leur ingratitude est bientôt punie par cette multi-
tude de maladies qui les attendent, dont nous parlerons plus bas, et par lesquelles la nature irritée
venge ses droits méprisés.

Je ne dirai rien de celles qui abandonnent leur
nourrisson pour en allaiter un autre : leur motif,
qui est toujours l'indigence, peut seul les excuser à
nos yeux.

Jusqu'à quand verrons-nous sans fruit les animaux nous donner des leçons sur l'amour maternel?
Jetons les yeux sur les plus féroces, et nous ver-
rons que la mère ne dédaigne pas ses petits. Exami-

---

(1) Frank, *Traité sur la manière d'élever sainement
les enfans.*

nons dans nos animaux domestiques la joie que la mère éprouve quand elle s'en approche, et le plaisir qu'elle témoigne en les allaitant. Combien peu s'éloigne-t-elle pendant qu'ils sont encore jeunes, pour ne pas les priver trop long-temps de ses mamelles ! Quel espace de chemin parcourt celle-ci, pour aller chercher ses petits qu'on lui avoit ravis, tandis que nous voyons une infinité d'enfans privés du lait maternel, et envoyés au loin, chez une nourrice mercenaire, qu'à peine l'on connoît. O parens, vous abandonnez vos enfans au moment où ils ont le plus besoin de vos secours : le droit que vous devez avoir à leur amour filial et à leur reconnoissance, ne vous est acquis que par les soins que vous aurez pris pour eux pendant les premiers instans de leur vie ; car c'est peu de leur avoir donné le jour, si vous les livrez ensuite à des soins étrangers. Malheur à vous, tendres enfans qui êtes destinés à recevoir les secours d'une nourrice marâtre !

« Celle qui nourrit l'enfant d'une autre, au lieu » du sien, est une mauvaise mère : comment se- » roit-elle une bonne nourrice ? Elle pourra le de- » venir, mais lentement ; il faudra que l'habitude » change la nature, et l'enfant mal soigné aura le » temps de périr cent fois, avant que sa nourrice » ait pris pour lui une tendresse de mère (1) ».

---

(1) Rousseau, *Émile.*

La première qualité d'une nourrice est d'être la propre mère de l'enfant, dit Mauriceau. Pour appuyer cette grande vérité, que tous les auteurs ont sentie jusqu'à présent, il nous suffira de faire observer que l'épouse du plus célèbre accoucheur de Paris remplit maintenant les devoirs sacrés de mère, en allaitant elle-même son fils. Heureux l'enfant d'une telle mère ! *Suam sugendo matrem, maternum sugit amorem.*

S E C T I O N   I V.

La structure de notre corps est tellement bien coordonnée, que chaque partie jouissant de la vitalité du tout, a néanmoins la somme de vie qui est particulière, relativement à la sensibilité dont elle est douée. C'est sur le rapport différent de cette vitalité propre à chaque organe, qu'est fondé le mécanisme de toutes nos fonctions; et le dérangement qui leur arrive, constitue la maladie, laquelle est toujours relative par son intensité au plus ou moins de sensibilité de l'organe affecté. C'est ainsi que lorsque la vitalité des reins est augmentée ou diminuée, les urines essuient un dérangement dans leur sécrétion, ce qui est suivi de douleurs violentes dans les régions des lombes, de vomissemens, de convulsions et de délire, etc.

Le dérangement qui arrive au foie, n'est pas

moins à redouter, relativement à ses fonctions, et aux rapports qu'il a avec le système veineux du bas-ventre : aussi voit-on survenir à cette affection des pertes d'appétit, de mauvaises digestions, l'amertume de la bouche, et des vomissemens biliformes.

Toutes les fois que l'exhalation cutanée est troublée, ne voit-on pas arriver des douleurs dans tous les membres, des phlegmasies partielles, des diarrhées, des catarrhes, des ophthalmies, et des angines très-dangereuses ?

A quels dangers n'expose pas l'urine retenue dans la vessie, soit par la paralysie de son corps, soit par l'inflammation du col, ou par la présence d'un calcul ?

Les matières fécales, trop long-temps retenues dans les intestins par une cause quelconque, ne donnent-elles pas des hémorroïdes, des coliques, des vertiges et des convulsions souvent mortels ?

N'est-il pas vrai que la suppression des menstrues est la cause des maladies les plus graves, telles que l'hémoptysie, l'hématemèse, les affections comateuses, les palpitations du cœur, et les convulsions ?

A quelles maladies graves et à quels dangers les jours de la malade ne sont-ils pas exposés par la suppression des lochies ? Ne voyons-nous pas très-souvent les apoplexies, les coliques, les inflamma-

tions de la matrice , et d'autres non moins dangereuses être la suite de cette suppression ?

Nous pouvons donc conclure, d'après l'exposé
que nous venons de faire, que tout ce qui peut dé-
ranger le rapport qui existe dans l'organisation de
nos différentes fonctions, devient la cause des maladies plus ou moins graves, suivant que la fonction
de l'organe affecté aura avec la vie des rapports plus
intimes.

SECTION V.

Puisqu'il est démontré que le sang des menstrues
sert, pendant la gestation, à la nourriture du fœtus, et qu'il est employé, après l'accouchement,
à la sécrétion du lait, en se portant aux mamelles,
il est facile de concevoir à combien de maladies
s'expose la mère qui se refuse d'allaiter. Car, en
supposant que l'on parvienne à tarir le lait, on aura
toujours à craindre l'exubérance des humeurs d'où
le lait tiroit sa source, laquelle sera d'autant plus
à redouter, que les règles resteront long-temps à
reparoître après l'accouchement.

Pour bien apprécier les maladies causées immédiatement par le lait, il faut dire un mot sur la nature de ce dernier.

Le lait, en général, est composé de trois substances,
qui sont la butyreuse, la séreuse et la caséeuse ; et
chacune d'elles est encore composée d'autres prin-

cipes qui ont plus ou moins de tendance à la per-
version, surtout la caséeuse, dont les principes
constituans se rapprochent beaucoup des substances
animales. Lorsque le lait séjournera trop long-temps
dans les mamelles, il essuiera une altération, par
laquelle chacune de ses trois parties principales se
séparera; et celles-ci, une fois isolées, ne tarderont
pas à se décomposer de nouveau. C'est ainsi que la
partie butyreuse, réduite à elle-même, s'altérera, et,
dans cet état, elle augmentera la vitalité des vaisseaux lymphatiques qui sont en si grand nombre
dans les mamelles, les corrodera, et donnera naissance aux phlegmasies locales de cette partie : de-là
elle sera portée dans le torrent de la circulation, et
occasionnera des fièvres inflammatoires, en stimu-
lant les solides, et en agitant toute la masse des
humeurs.

Quant à la partie séreuse, elle sera absorbée, et
ensuite exhalée au dehors, soit par la peau, soit par
les urines, ou par tout autre émonctoire.

Mais la partie caséeuse, séparée des deux autres,
restera beaucoup plus épaisse, plus dure, et plus
propre à se convertir en putréfaction, non-seulement parce qu'elle se trouvera séparée des deux
premières, mais aussi à cause de ses principes constituans. On conçoit qu'alors cette partie contenue
dans les vaisseaux des mamelles (car le lait, avant
son excrétion, n'est pas contenu dans un réservoir,

comme quelques autres humeurs), doit les dis-
tendre, les tuméfier, les déchirer, et empêcher par
ce moyen la circulation du sang dans ces organes ;
ce qui donnera lieu à l'inflammation, au squirre, et
au cancer qui finit presque toujours par la mort.
Outre ces affections locales, combien de maladies
seront encore à redouter, lorsque le sang chargé des
matériaux pour la formation du lait, arrive aux mamelles, et ne peut s'en débarrasser, attendu que
celles-ci, par leur désorganisation, ont perdu les
moyens de convertir cette matière en lait.

Ces différentes maladies, dans l'énumération
desquelles je n'entrerai point ici, sont d'autant plus
véhémentes, que la masse de ces matériaux destinés à produire le lait, est versée plus abondam-
ment dans le sang par les alimens : c'est pourquoi
la diète est le meilleur moyen qu'on y puisse em-
ployer dans leur traitement.

Voilà en peu de mots quelle est la nature du lait,
dont la substance est si douce, si bienfaisante, lorsque toutes ses parties constituantes sont dans le
rapport intime qui leur a été assigné par la nature,
et qu'il devient le germe de tant de maux pour les
femmes, lorsqu'une altération quelconque a dé-
truit son intégrité. S'il falloit énumérer toutes les
maladies occasionnées par la non-lactation, il fau-
droit les nommer presque toutes en général ; car il
y en a bien peu qui ne puissent prendre leur source

dans la non-excrétion du lait. Il seroit à souhaiter que les mères qui ne veulent pas se soumettre à ce devoir, eussent sans cesse devant les yeux le tableau effrayant de ces différentes maladies. La véritable mère est celle qui nourrit : je soutiens qu'il faut qu'une femme allaite pour mettre le complément à ce titre, et que, lorsqu'elle s'y refuse, elle n'est mère qu'à demi (1), puisque le nourrisson qu'elle abandonne pétri de sa substance, ne conserve pas un atome de celle-ci au bout de huit jours, et se trouve alors totalement pétri de la substance de celle dont il suce le lait : aussi le voit-on, à cette époque, refuser le sein de la mère, et se savourer du plaisir d'être sur celui de la nourrice, avec lequel il a déjà un rapport plus naturel.

Combien la séparation est-elle plus frappante, lorsque, dans un âge plus avancé, cet enfant se refuse aux caresses de ses parens, et se débat pour s'échapper d'entre leurs bras (2). « Point de mère, » point d'enfant; entr'eux les devoirs sont réci- » proques, et s'ils sont mal remplis d'un côté, ils » seront négligés de l'autre (3). Je ne prétends

---

(1) Je te prie, femme, laisse être ta fille la seule mère de son fils, etc. A. GELLIUS, *Noct. att.*, *lib. XII. c.* 1.

(2) *Vèrum illam quœ me nutrit admoto ubere.*

Phèd., *Fab. XV.*

(3) Rousseau, *Émile.*

point adresser ces reproches aux mères dont les infirmités, ou une mauvaise conformation de seins les empêchent d'allaiter : on doit les plaindre au contraire, puisqu'elles sont privées d'un devoir si doux, car ce n'est que là où gît le plaisir d'être mère. Il n'y a pas de doute maintenant sur les avantages qu'a une femme d'allaiter son enfant, et la question est totalement décidée depuis long-temps; cependant il vaut toujours mieux que le nourrisson suce le lait d'une nourrice saine, que d'une mère malade, quoiqu'en dise le philosophe de Genève, lorsqu'il affirme qu'il n'existe point d'obstacles à l'allaitement maternel, et que l'enfant ne peut avoir de nouveau mal à craindre du sang dont il est formé (1). Oui, sans doute, Rousseau, cet enfant a pris de la mère tout ce qu'il pouvoit prendre, et il ne peut avoir de nouveau mal à craindre : mais s'il est originairement affoibli par la constitution valétudinaire de sa mère, n'est-il pas vrai qu'il ne peut se rétablir que par l'allaitement réparateur d'une nourrice saine et vigoureuse, et que le lait de la mère, en pareil cas, ne serviroit qu'à l'affoiblir davantage? Il est facile de voir, d'après cela, que Rousseau n'a pas traité cette question en philosophe médecin, puisqu'il n'a mis aucune exception.

----

(1) *Réflexion philosophique et médicale sur l'Émile ;* par Moreau (de la Sarthe).

2

O vous que ma plume ne sauroit trop louer, l'enthousiasme que j'ai pour vos soins maternels m'ôte toute expression ! Vous qui ne livrez pas vos enfans à une nourrice étrangère, et qui, par ce moyen, ne faites point dégénérer vos familles, venez recevoir nos louanges. Mais, que dis-je, montrez-vous avec le nourrisson au sein, et les sentimens que vous nous inspirerez alors, seront au-dessus de tout éloge. Voyez combien les peuples les plus barbares vous respectent, même dans leur rage martiale ; car le guérrier furieux, qui n'auroit pas été désarmé à l'aspect d'une femme avec l'enfant à la mamelle, est encore à naître. Mères estimables, en vous livrant au devoir le plus sacré, vous excitez notre admiration, et vous vous garantissez de mille maux auxquels sont en proie celles qui ne vous ressemblent pas.

SECTION VI.

Jusqu'ici je n'ai parlé que des maladies causées immédiatement par le lait, soit qu'il se trouve engorgé dans les mamelles, soit lorsqu'il est matériellement dans le sang, ne pouvant arriver dans ces deux réservoirs : trop heureux, si nous pouvions nous borner là, et si l'expérience n'avoit pas démontré que le lait non excrété étoit la cause médiate d'une infinité d'autres maladies très-graves ! Mais combien ce tableau va paroître s'agrandir, si nous ajoutons toutes celles qui viennent uniquement de ce que la femme n'allaite pas, et qui n'ont rien de commun avec les maladies formées par le lait ! En vain croira-t-on n'avoir plus à redouter cette foule de maux, parce qu'on aura fait usage des remèdes pour tarir le lait. Cela n'arrivera pas toujours ainsi : la nature a façonné le corps de la femme, pendant qu'elle doit nourrir, tout autrement qu'auparavant ; son idiosyncrase est changée , et ses passions sont alors toutes différentes : voilà pourquoi on contrariera toujours la nature , lorsqu'elle n'allaitera pas, quoique l'on fasse d'ailleurs.

Cette femme ne sera donc pas exempte de toutes les maladies causées par le lait, et elle ne sera nullement garantie de celles que l'on ne peut éviter qu'en nourrissant. Tantôt le sang perverti par la matière du lait causera des érysipèles qui s'étendront sur tout le corps, principalement à la face, où ils se bornent ordinairement ; ce qui sera suivi de violens maux de tête, d'insomnies et de fièvre. Tantôt la lymphe épaissie par le lait, s'arrêtera dans les vaisseaux, et produira des engorgemens, surtout dans les glandes : de là naîtront des tumeurs dures et indolentes, des gonflemens excessifs des parotides , des squirres. Tantôt des douleurs sciatiques insupportables , et presque toujours incurables, tourmenteront la malade pendant sa vie ; d'autres fois les hu-

meurs imprégnées, soit du lait, soit par l'exubérance des autres fluides, qui n'auront pas été
assez évacués, parce que la femme n'aura pas allaité;
ces humeurs, dis-je, se répandront sur tout le corps
par l'irritabilité de la fièvre puerpérale, qui n'est
point encore tout-à-fait dissipée à cette époque; et
de là les fièvres exanthémateuses, surtout la fièvre
pourprée, la fièvre milliaire, et autres non moins
dangereuses. Combien de fois l'expérience n'a-t-elle
pas démontré que la matière délétère du lait,
après avoir occasionné des douleurs dans tout le
corps, venoit former de grands abcès dans les vis-
cères, qui sont presque toujours mortels, à moins que
venant proéminer au dehors, on puisse, au moyen
d'une ouverture, donner issue à la matière? et lorsque ces abcès viennent se former à l'extérieur du
corps, combien de temps de larges plaies, d'ailleurs
très-difficiles à guérir, ne tourmentent-elles pas la
malade? N'a-t-on pas vu cette même humeur causer
des morts subites par une métastase au cerveau ou
sur les poumons (1)?

Il n'est pas rare que des pleurésies violentes, des
diarrhées excessives, des coliques inflammatoires,
et des angines ne fassent repentir les femmes de
n'avoir pas allaité.

Si le lait perverti séjourne long-temps dans les

____

(1) *Gazette de Santé*, n°. 2, juillet 1773.

mamelles, il les corrode, les irrite, et donne souvent naissance au cancer, maladie si effrayante et si dangereuse. Lorsque, par une cause quelconque, cette humeur cancéreuse vient à se porter sur l'utérus, ne donne-t-elle pas à ce viscère une maladie des plus affreuses, des plus dégoûtantes, et d'autant plus à redouter, qu'elle peut communiquer sa qualité corrosive ? Ne pourroit-on pas mettre en doute que la maladie si funeste à l'humanité, et dont on va rechercher le germe dans le nouveau monde, ne doit son origine qu'à de pareilles affections de la matrice ? Je ne prétends donner ceci que comme une conséquence hypothétique. Mais la dégénération des races relativement à cette nuisible coutume de faire allaiter les enfans par des nourrices étrangères, paroîtroit n'être presque point douteuse. Le grand nombre de rachitiques, d'écrouelleux, de bossus que l'on voit dans les grandes villes, tandis que ces espèces d'hommes sont très-rares dans les campagnes, confirmeroit cette assertion. Si les législateurs de toutes les sectes quelconques avoient fait de ce devoir un point de religion, ils auroient fait plus de bien qu'on ne pense : et je ne doute pas que d'empêcher aux femmes, d'ailleurs bien portantes, de faire nourrir leurs enfans par une autre, ne fût une sage mesure pour tous les peuples qui voudroient avoir des hommes robustes et non dégénérés. Dans l'ancienne Grèce, les Lycurgue, les Solon metoient en grande vénération les mères qui remplissoient ce devoir.

SECTION VII.

D'après ce que j'ai avancé dans la section précédente, on dira peut-être que j'ai voulu exagérer les maladies qui affligent les femmes qui ne nourrissent pas, surtout de n'en avoir exempté aucune, puisque, me dira-t-on, nous en voyons tous les jours qui n'allaitent point, et jouissent néanmoins d'une santé parfaite. Je consens que beaucoup de femmes paroissent d'ailleurs bien portantes, quoiqu'elles n'allaitent point; mais il est facile de prouver qu'elles le sont moins bien que si elles allaitoient. Il est certain que, pendant la gestation, et dans le temps du travail de l'accouchement, les forces de la femme se sont appauvries, que le corps a essuyé des secousses très-violentes, que tous les sens ont été fortement agités; et conséquemment qu'elle a besoin nécessairement d'un long repos dans la fécondité, afin de se réparer. C'est positivement ce qui n'arrive pas, puisque la femme qui n'allaite point son enfant, devient enceinte ordinairement peu de temps après son accouchement : or, arriver à une seconde grossesse, avant d'être réparée de la première, c'est être toujours plus ou moins malade. D'après cela, on sent assez que cette seconde gestation ne peut être que laborieuse pour la mère, et peu avantageuse pour l'enfant; car il est impossible que ce second fœtus, dont l'accroissement se fait dans une matrice qui n'a pas repris toute la force dont elle doit jouir pour donner à l'embryon le degré de vitalité qui lui est nécessaire; il est impossible, dis-je, que ce second fœtus puisse être aussi bien constitué que le premier; et pour la même raison, le troisième ne pourra l'être autant que le second, toutes choses égales d'ailleurs. *C'est ainsi que le cultivateur attendra vainement une belle moisson, s'il n'a pas laissé reprendre à son champ de nouvelles forces fécondantes.*

Chez la femme qui allaite son enfant, les choses ne se passent point ainsi; cette dernière devient rarement enceinte, tant qu'elle nourrit: elle prend pendant ce temps-là de nouvelles forces, et lorsque la nature lui accorde un nouvel enfant, elle ne craint pas de le voir dégénérer, ni d'avoir elle-même des couches facheuses. Quels maux ne font pas les conseils de ces sages-femmes, lorsque, sur des motifs qui ne sont rien moins que légitimes, elles conseillent aux accouchées de ne point allaiter! A quoi bon, disent-elles, vous assujettir à toutes les incommodités qu'entraînent les soins d'un nourrisson, tandis que vous pouvez avoir une nourrice? Cet enfant, disent-elles, vous épuisera et altèrera votre santé. Quelle absurdité! Ignorent-elles, ces femmes ignares, les secours de la nature prévoyante pour une mère qui nourrit? Ne savent-elles pas que cette sage nature l'a douée d'une affection si grande pour son nourrisson, qu'il ne peut se rencontrer nulle peine qu'elle ne surmonte avec un extrême plaisir? Ne la voit-on pas, lorsqu'elle est forcée par une fécondité trop précoce, de livrer son enfant à des mamelles étrangères, ne la voit-on pas, dis-je, plongée pendant plusieurs jours dans la tristesse la plus accablante?

SECTION VIII.

Pour bien connoître la différence qu'il y a entre les petites incommodités d'une mère qui nourrit, d'avec celle qui se soustrait à ce devoir, il faut en faire un parallèle.

Est-il quelques peines dans les soins légitimes et maternels qu'une mère prodigue avec tant de plaisir à son enfant, qui soient comparables seulement aux plus petits maux auxquels est en proie celle qui se refuse d'allaiter? Voyez cette dernière à l'instant qu'elle redevient enceinte; n'est-elle pas dès lors dans un état mille fois plus laborieux que celui de la mère nourrice? Ne la voit-on pas, dès cet instant, tourmentée par des dégoûts incommodes et dépravés, par des défaillances, des nausées, des vomissemens, et par des douleurs de cuisse qui l'empêchent de marcher ? De plus, n'a-t-il pas fallu, avant tout cela, qu'elle essuyât les incon-véniens d'un lait dont on a voulu tarir la source ? n'a-t-il pas fallu aussi se soumettre à l'emploi dé-goûtant des remèdes qu'il faut prendre pour arriver à ce but ? trop heureux si l'on y parvient, n'ayant à éprouver que les accidens qu'entraînent des évacua-tions de toutes espèces, inévitables à ce traitement.

Comme l'on n'obtient pas toujours de ces re-mèdes le succès qu'on en attend, combien de fois ces femmes ne sont-elles pas obligées d'avoir recours à la succion d'un jeune animal, pour se soulager du fardeau d'un lait qu'elles ont soustrait à un en-fant qui dans ce moment est peut-être dans les angoisses de la mort, par la négligence d'une nour-rice marâtre, ou peut-être, comme cela arrive sou-vent, par un lait contraire à sa structure.

Voyez, mères ingrates, ce tendre enfant, qui ne vous a pas demandé l'existence, prêt à rendre le dernier soupir, et dont les lèvres brûlantes cherchent en vain en mourant le mamelon mater-nel, qui seul auroit pu lui sauver la vie, et que, pendant ce temps-là, vous êtes obligées de donner à sucer à un petit chien.

Autant j'ai dit que la mère, avec l'enfant à la ma-melle, inspiroit de vénération et de tendresse ; au-tant je dirai que celle-ci, avec ce petit chien, ins-pire la répugnance et l'horreur. Mais quittons cette digression, poursuivons notre parallèle, et voyons l'état de la mère qui nourrit. Combien de fois, relativement à cette dernière, l'expérience n'a-t-elle pas montré que des mères foibles ont récupéré leur santé en nourrissant ; et que ces mêmes femmes, qu'on avoit taxées d'être trop valétudinaires pour allaiter, fournissoient une extrême quantité de lait et reprenoient leur embonpoint ? Il est bien certain que très-souvent l'état de foiblesse et l'état maladif de telle femme ne vient pas d'autre cause que de l'exubérance de son lait, qui a besoin d'être émulgé par la succion de son enfant. La preuve de cela, c'est qu'ordinairement, pour la guérir, le seul moyen est de lui faire prendre un nourrisson. On débarrasse par ce moyen-là l'excès des fluides qui abreuve trop les solides, et qui seul est cause de cet état valétudinaire. Cela n'arrive jamais à la femme qui nourrit. Il est donc vrai, et l'expérience montre tous les jours que celle qui n'allaite pas, conserve une si frêle santé, que le moindre écart dans le régime la dérange : donc nous sommes obligés de conclure que celle qui nourrit, en retire des avantages réels. Si les soins d'un nourrisson font passer à la mère quelques jours moins gais, et quelques nuits moins tranquilles, elle en est grandement dédommagée par l'amour filial et la reconnoissance de toute sa famille, qu'elle a mérités sous tant de rapports. Est-il possible d'ailleurs d'apprécier le plaisir qu'une mère éprouve au sourire et aux petites caresses de son nourrisson, lorsqu'elle lui offre son sein?

O nature, que tu es admirable! Combien montres-tu les devoirs des enfans pour leur mère, dans ce tendre nourrisson qui semble déjà apprécier les soins et les secours qu'il reçoit de la sienne, et veut la payer par un doux sourire (1). « Les soins des en-« fans resserrent le nœud conjugal, font la plus « chère occupation d'une mère, et le plus doux « amusement du mari (2) ». Non - seulement cette digne mère acquiert la vénération de sa famille, mais aussi l'estime de la société : et pendant qu'elle est occupée de tous les soins maternels, elle n'est point en butte à toutes les passions de son âge et de son sexe, et elle évite une foule de maux.

Allaitez donc vos enfans, ô mères chéries, lorsqu'aucune raison légitime ne vous en empêchera ; vous leur serez utiles, vous le serez à vous-mêmes, et à l'état, auquel vous donnerez des sujets dignes de tous les emplois.

---

(1) *Incipe, parve puer, risu cognoscere matrem.*
  Matri longa decem tulerunt fastidia menses.

Virg. , Egl. IV.

(2) Rousseau. *Émile.*

F I N.

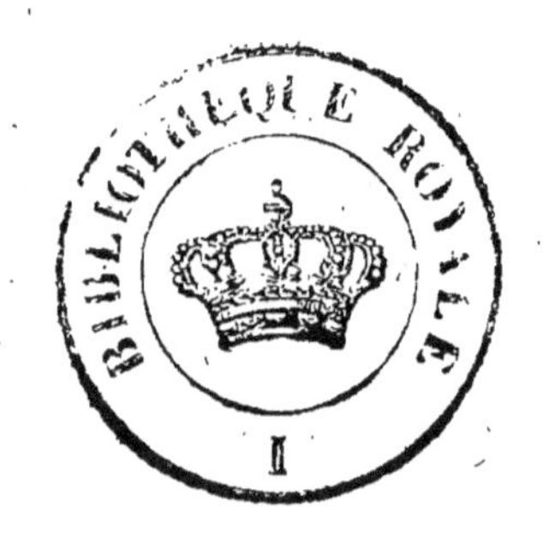